U0302414

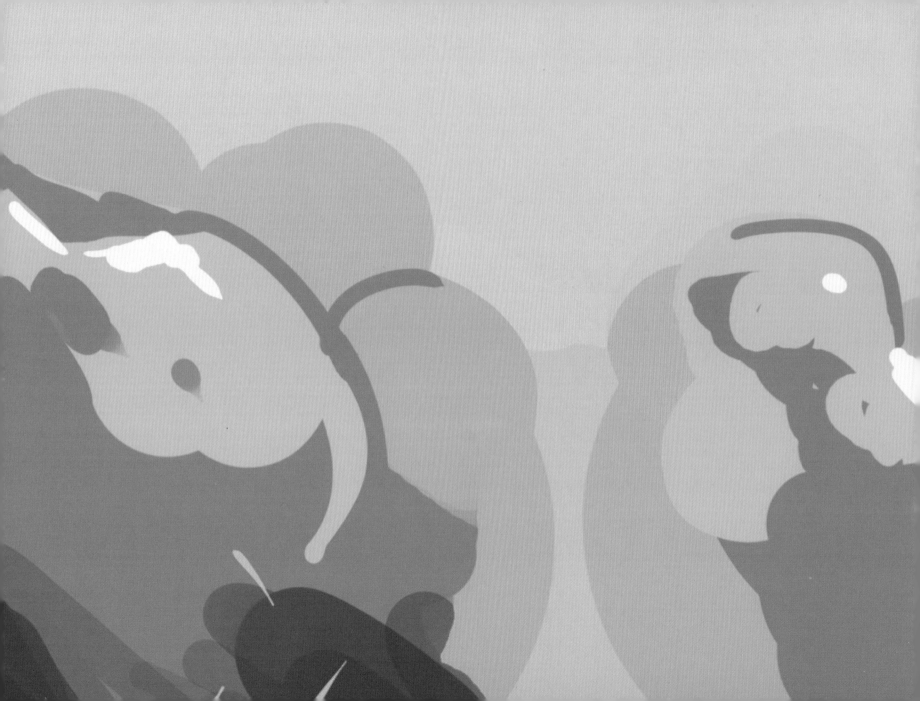

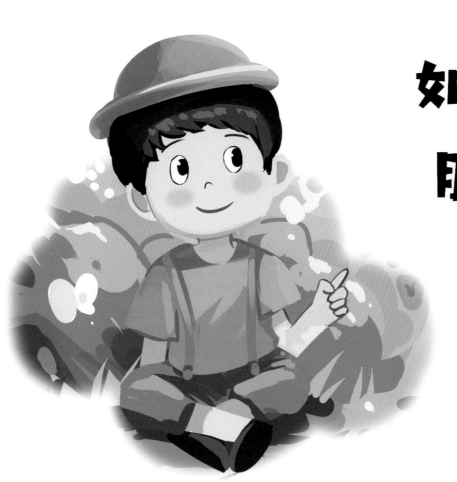

# 牛皮癣如何变得肤如雪？

**主编：吴芬芳**

全国百佳图书出版单位
中国中医药出版社
·北京·

**图书在版编目（CIP）数据**

牛皮癣如何变得肤如雪？ / 吴芬芳主编 . -- 北京：
中国中医药出版社 , 2024. 8.

ISBN 978-7-5132-8929-0

Ⅰ . R758.63-49

中国国家版本馆 CIP 数据核字第 2024GW7305 号

---

**中国中医药出版社出版**

北京经济技术开发区科创十三街 31 号院二区 8 号楼

邮政编码　100176

传真　010-64405721

天津裕同印刷有限公司印刷

各地新华书店经销

开本 787×1092　1/16　印张 2.75　字数 29 千字

2024 年 8 月第 1 版　2024 年 8 月第 1 次印刷

书号　ISBN 978 - 7 - 5132 - 8929 - 0

定价　26.00 元

网址　www.cptcm.com

**服 务 热 线　010-64405510**

**购 书 热 线　010-89535836**

**维 权 打 假　010-64405753**

**微信服务号　zgzyycbs**

**微商城网址　https://kdt.im/LIdUGr**

**官 方 微 博　http://e.weibo.com/cptcm**

**天猫旗舰店网址　https://zgzyycbs.tmall.com**

如有印装质量问题请与本社出版部联系（010-64405510）

吴芬芳，博士研究生，博士后，教授，研究员，研究生导师，博士后合作导师。现任北京中医药大学深圳医院（龙岗）中心实验室主任、北京中医药大学深圳研究院干细胞转化医学中心主任、深圳市龙岗区中医药创新与免疫再生重点实验室主任、中华中医药学会免疫学分会常务委员、国家科技专家库专家等。

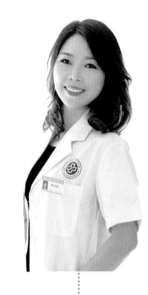

致力于中医药免疫及干细胞再生研究和成果转化。获中华中医药学会科学技术奖二等奖，中国深圳创新创业大赛优秀奖，辽宁省自然科学学术成果奖一等奖，辽宁省科学技术奖一等奖、三等奖，大连市医药卫生科学技术进步奖二等奖，军队科技进步奖三等奖等。

主持国家自然科学基金、国家创新基金等国家级项目 7 项，省级项目、省重点项目 7 项，市级重点及科研项目多项，参与 973 计划项目多项。

以第一 / 通讯作者在 *Journal of Hepatology*、*Nature* 子刊 *Signal Transduction and Targeted Therapy*、*Cell Discovery*、*Annuals of oncology*、*Journal of Immunology* 等期刊上发表论文 68 篇。

获得国家发明专利 14 项，国际专利 1 项。

吴
芬
芳

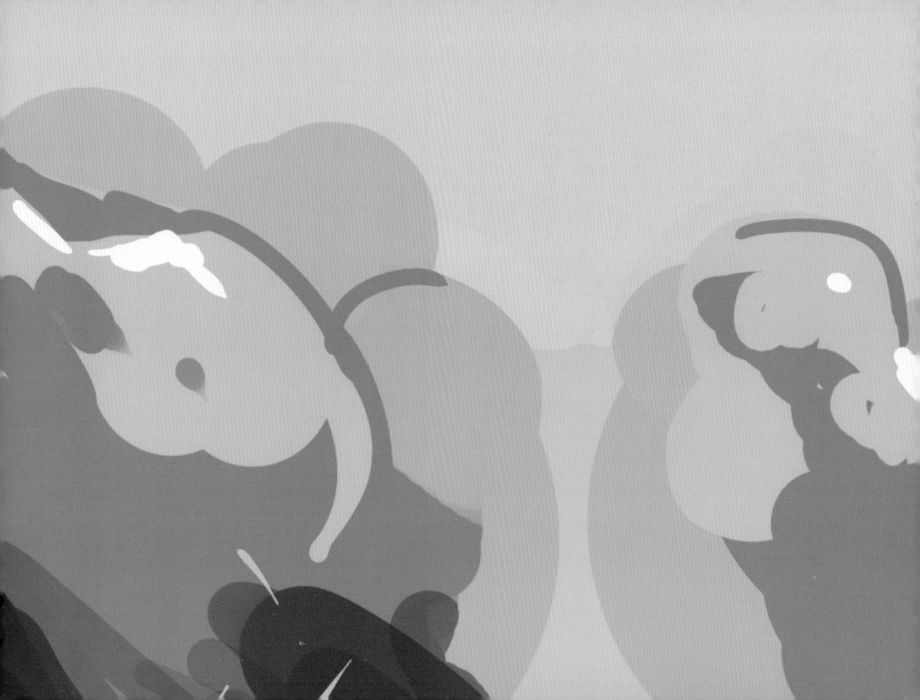

本书由国家自然科学基金项目（82172107）、广东省自然科学基金项目（2021A1515011927、2024A1515011222）、深圳市医学研究基金项目（SMRF.D2301015）、深圳市科技创新委员会项目（JCYJ20210324135014040、JCYJ20220530172807016、JCYJ20230807150908018）、龙岗区经济技术发展专项基金项目（LGKCYLWS2022007）资助。

主　编：　吴芬芳　北京中医药大学深圳医院（龙岗）

编　委：　司昕蕾　北京中医药大学深圳医院（龙岗）

　　　　　史宪杰　中山大学附属第八医院（深圳福田）

　　　　　桑小普　湖北中医药大学

　　　　　徐铭苑　北京中医药大学

　　　　　林　善　北京中医药大学深圳医院（龙岗）

　　　　　何　飞　北京中医药大学深圳医院（龙岗）

　　　　　陈小妮　北京中医药大学深圳医院（龙岗）

　　　　　许家森　北京中医药大学深圳医院（龙岗）

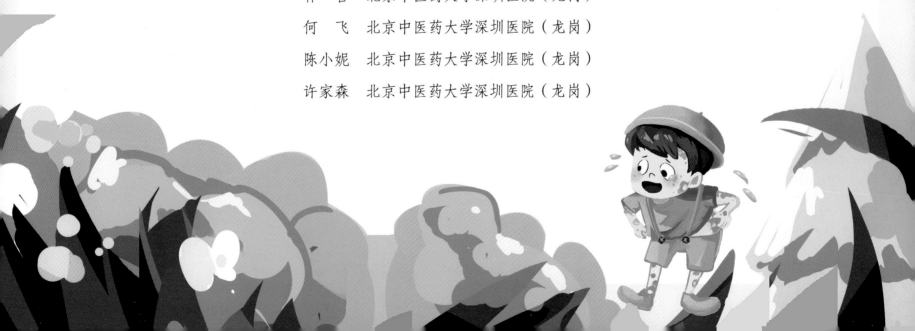

# 序
# PREFACE

在广袤而又触手可及的自然之中，每一个微小的生命都像是天空中独一无二的星辰，散发着属于自己的光芒。

牛皮癣（又叫银屑病），这个名字可能听起来有些陌生，甚至令人感到害怕。但实际上，它只是一种皮肤疾病，与我们偶尔会遇到的感冒一样普通。牛皮癣不分性别，不论年龄，甚至婴儿和老人都可能遇到。但当它们频繁发作或与其他健康问题同时出现时，我们可能会感到自卑、害怕、孤独，甚至想要放弃。这颗星星便因此暂时失去了光泽。

这本书，就是为了帮助大家更好地认识和理解这颗暂时黯淡的星星——牛皮癣并不是那么可怕，它还可以通过调整生活习惯来控制。只要我们积极面对，及时就医，遵循医生的建议，它就不会对我们的日常生活造成太大的影响。而且，我们的身体拥有惊人的恢复能力，只要我们给予足够的关爱和呵护，它总会慢慢好起来的。

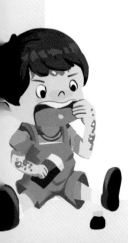

中医药是祖先留给我们的宝贵财富，中医药治疗牛皮癣的方法仍在不断被挖掘中。这本书不仅介绍了中医对牛皮癣的认识，还让我们了解了中药洋金花在治疗牛皮癣上发挥的积极作用。

　　接下来，让我们一起，用爱和勇气，面对这颗暂时失去光泽的星星。相信总有一天，我们会让它重新闪耀出属于自己的光芒。

吴芬芳

2024 年 5 月

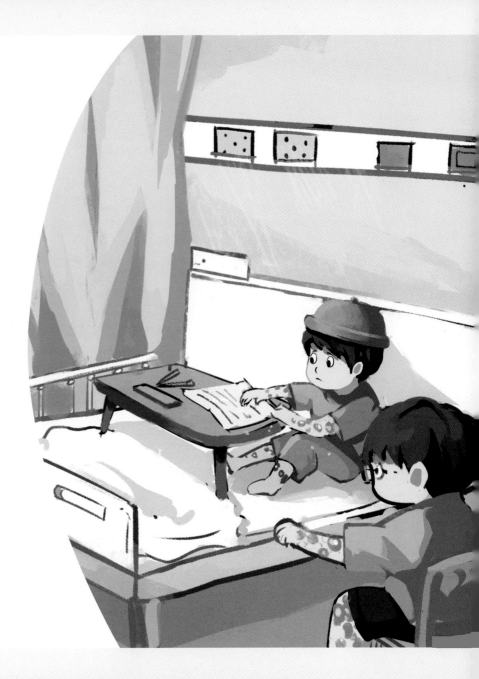

# 目录
# CONTENTS

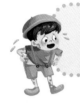
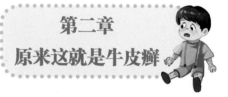
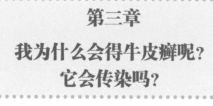
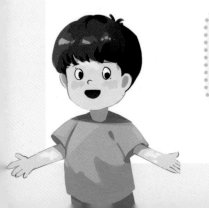

# 第四章
## 中医治疗牛皮癣有办法

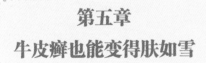

# 第五章
## 牛皮癣也能变得肤如雪

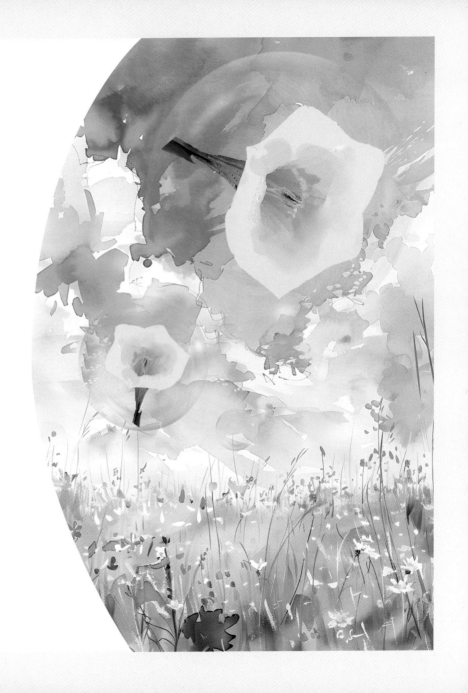

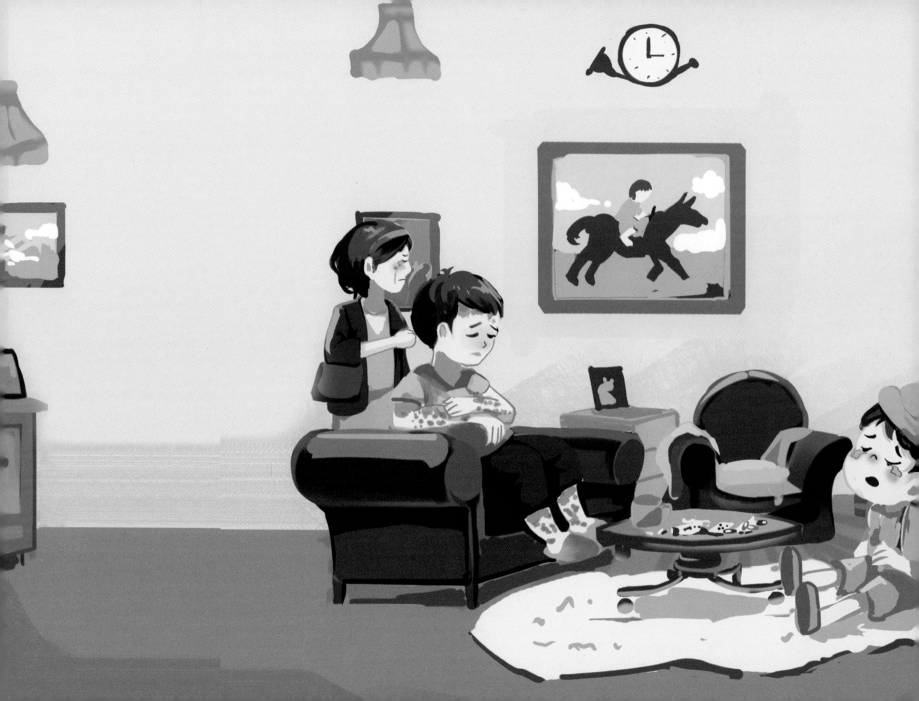

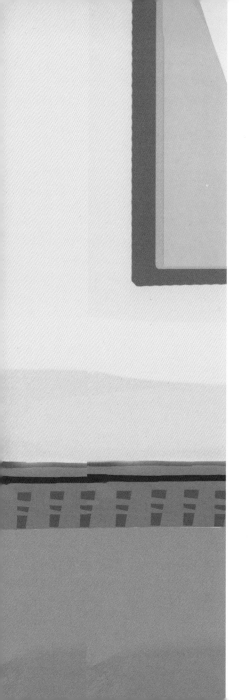

# 第一章
# 我的皮肤生病了

## 大家好，我是小夫

我的爸爸是一名牛皮癣患者。

每当看到桌上那些药瓶，我的心里就沉甸甸的。爸爸的痛苦，像银色的锁链，束缚着他的笑容。妈妈眼中闪烁的泪花，更是刺痛着我的心。我希望能为爸爸分担一些痛苦，但我只是个小小的孩子，什么都做不了。

我们的生活，仿佛被这片阴霾笼罩，期待着光的破晓。

## 我的皮肤又疼又痒还掉白屑

　　一天，我突然发现自己的头和四肢上也出现了许多奇怪的红斑，它们大小不一，形状各异。这些红斑上覆盖着银白色的鳞屑，每当我试图刮掉它们时，就会感到一阵疼痛和瘙痒。

　　当我轻轻刮掉白屑后，会露出一层淡红发亮的半透明薄膜，这让我十分害怕。

　　我也和爸爸一样了吗？

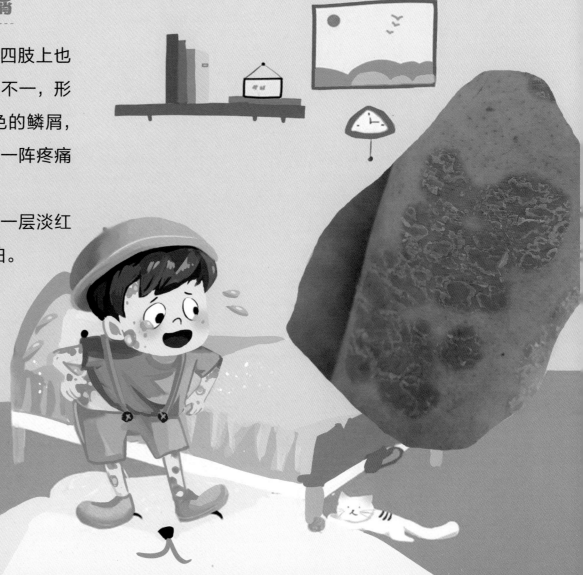

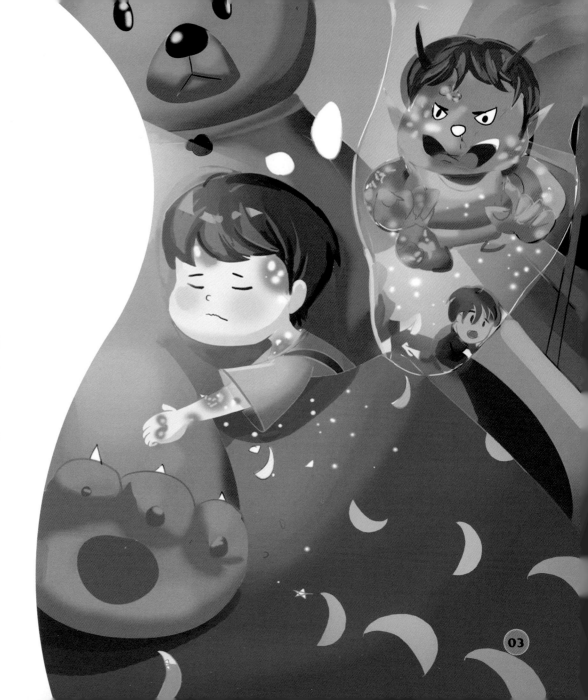

## 我好害怕变成"怪兽"

　　起初我没有在意，以为过两天就好了，谁知道症状一天天加重，白屑更多了，皮肤更痒了。

　　我好害怕变成一个掉白屑的"怪兽"。

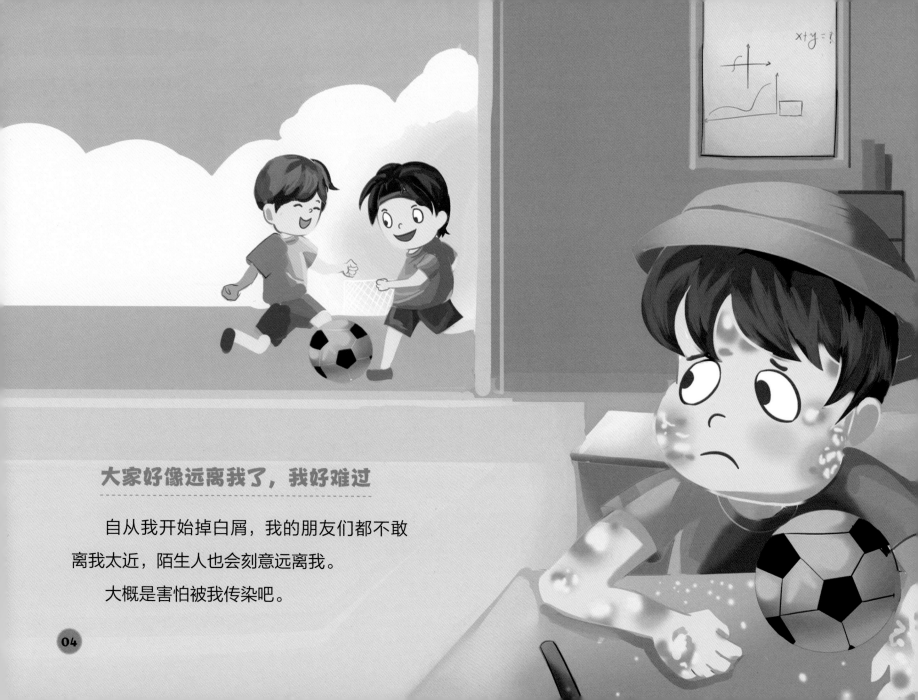

### 大家好像远离我了，我好难过

自从我开始掉白屑，我的朋友们都不敢
离我太近，陌生人也会刻意远离我。

大概是害怕被我传染吧。

# 第二章
# 原来这就是牛皮癣

## 牛皮癣竟然有这么多种

爸爸妈妈陪我去了医院，经过一系列的检查，医生说我也得了牛皮癣。

牛皮癣是由很多因素一起引起的皮肤病。我的皮肤会长出带鳞屑的红斑，可能会在很多地方都有。

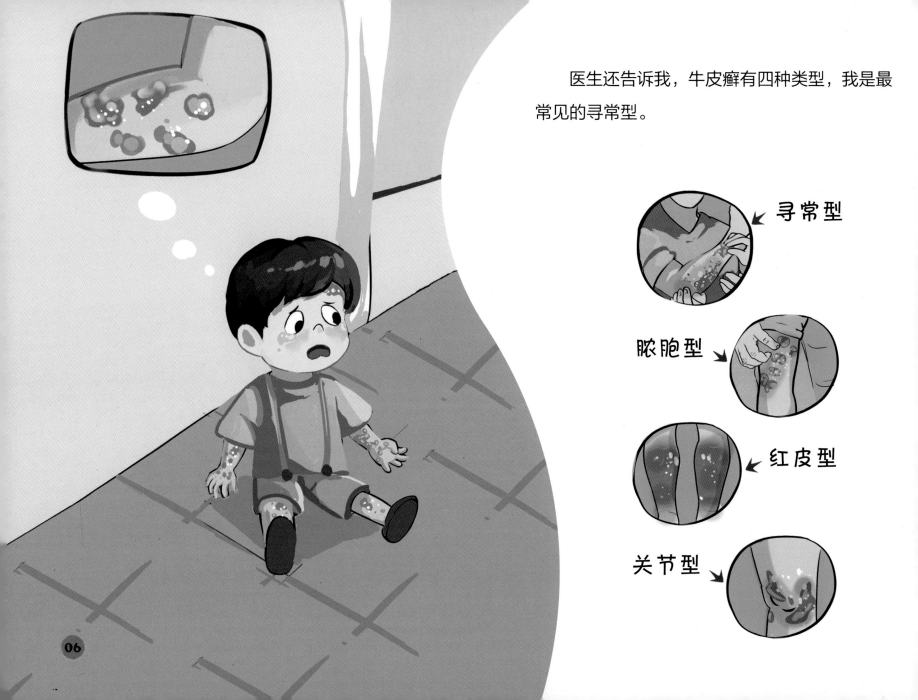

医生还告诉我，牛皮癣有四种类型，我是最常见的寻常型。

寻常型

脓胞型

红皮型

关节型

## 医生怎么评估患病的严重程度呢？

银屑病有轻有重，医生有很多方法评估它的严重程度，比如银屑病皮损面积和严重程度指数（PASI）评分、银屑病皮损体表面积（BSA）评分、医生整体评价（PGA）评分等。

常规来说，PASI 评分 ≥ 12，或者 BSA 评分 ≥ 10，牛皮癣的严重程度就较高。

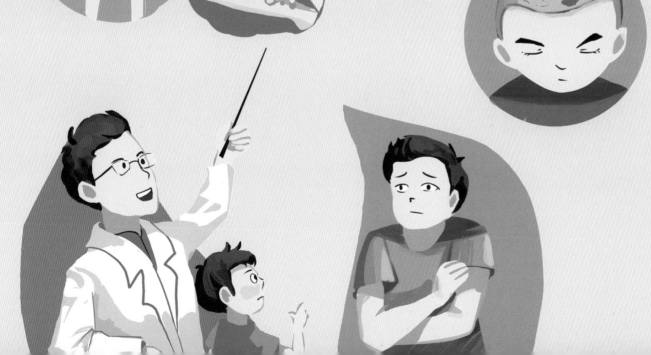

严重程度高

| | |
|---|---|
| PASI | ≥12 |
| BSA | ≥10 |
| PGA | |
| DLQI | |

# PASI评分=10

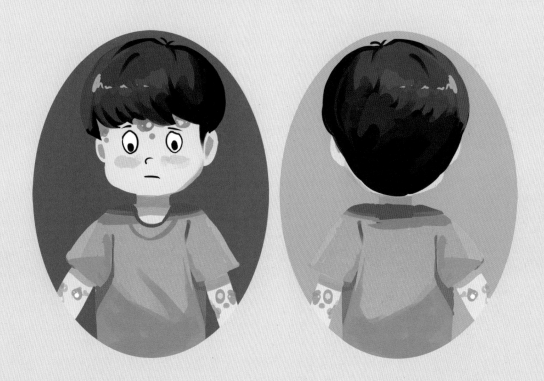

医生是用 PASI 评分来评估我的病情的。我的评分是 10 分，表示病情较轻。

医生特意强调了情志及生活习惯是影响牛皮癣发病的关键，让我以乐观的心态去面对它，并加强体育锻炼。同时医生根据我的 PASI 评分，制订了合适的治疗方案。

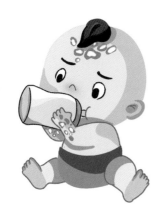
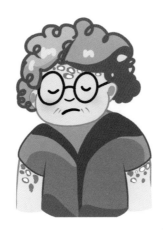
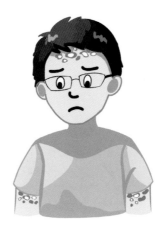
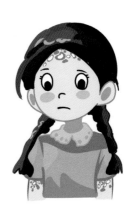

## 世界上竟然有这么多人和我一样

医生告诉我很多关于牛皮癣的知识。

全球有超过 1.25 亿人患有牛皮癣，不论大人、小孩都可能得。不同国家人群的患病率不太一样，但都在 0.9% ~ 11.43% 之间。

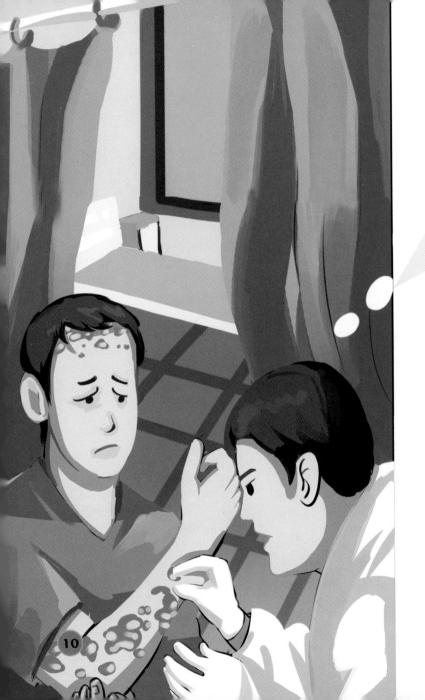

关节炎

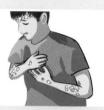

心血管疾病

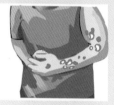

炎性肠病

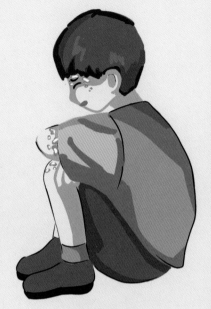

抑郁症

## 牛皮癣的危害

牛皮癣经常伴随一系列严重的合并症，包括关节炎、心血管疾病、炎性肠病和抑郁症等，给患者带来巨大的身心损害。

10

# 第三章
# 我为什么会得牛皮癣呢？
# 它会传染吗？

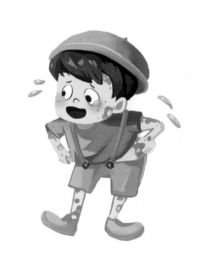

## 原来我是这样生病的

我为什么会得牛皮癣呢？医生说这与我感染过一次严重的肺炎，导致免疫力下降有关。

最重要的是，牛皮癣的发病与心理因素密切相关。那段时间因为生病，落下了很多功课，这使我倍感焦虑，心理因素加上免疫力下降，牛皮癣就找上了我。

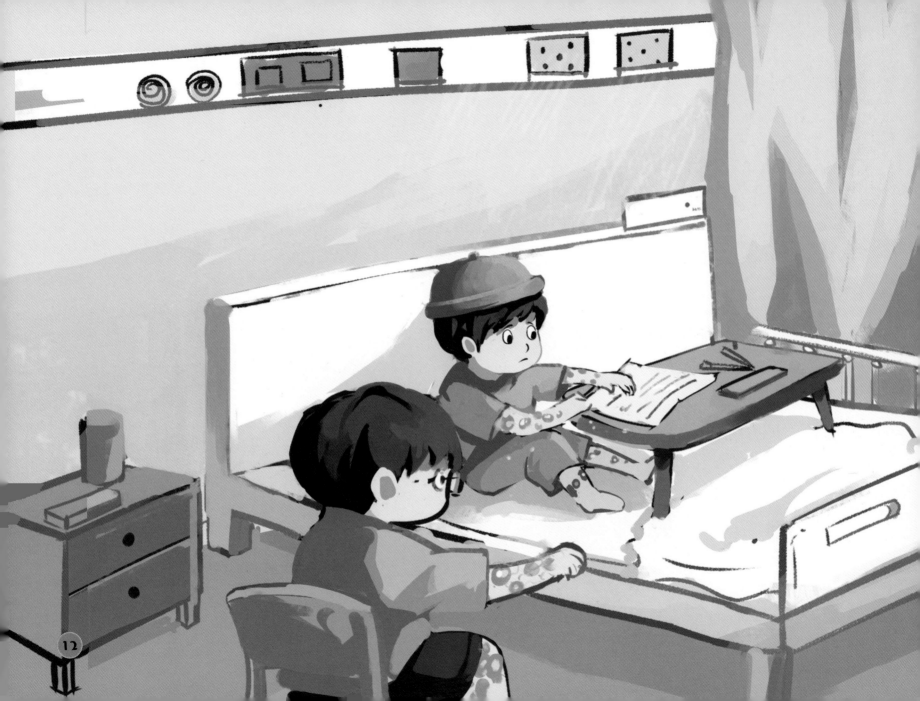

而且，牛皮癣发病和遗传相关，如果爸爸妈妈是牛皮癣患者，他们的孩子就有更大的可能患牛皮癣。

　　我的爸爸就是一名牛皮癣患者，所以我得牛皮癣的概率比其他小朋友高。

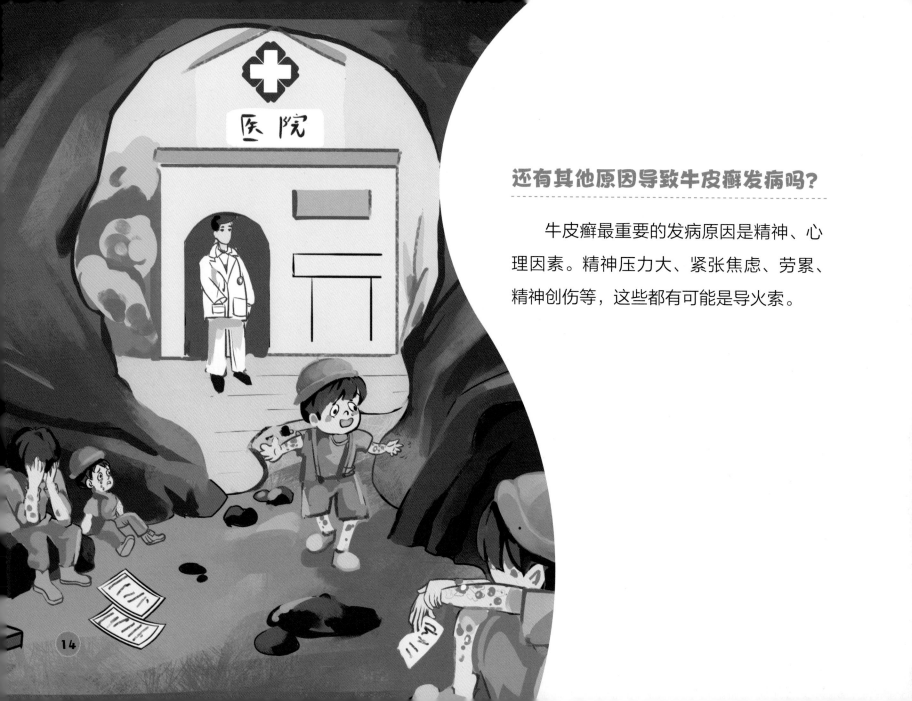

## 还有其他原因导致牛皮癣发病吗？

牛皮癣最重要的发病原因是精神、心理因素。精神压力大、紧张焦虑、劳累、精神创伤等，这些都有可能是导火索。

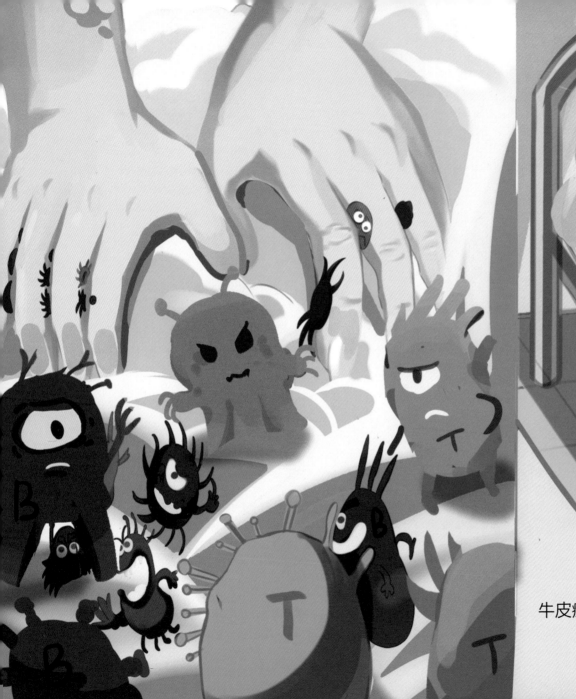

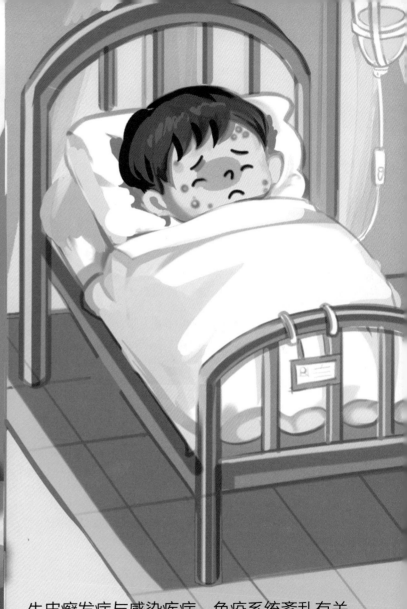

牛皮癣发病与感染疾病、免疫系统紊乱有关。

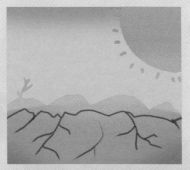  强光直晒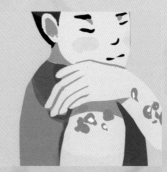

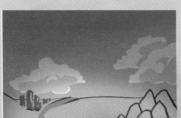  气候因素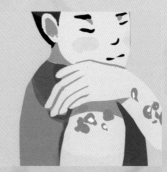

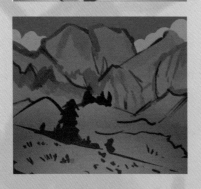  地理因素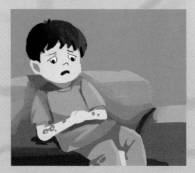

糟糕的环境也可能导致牛皮癣。

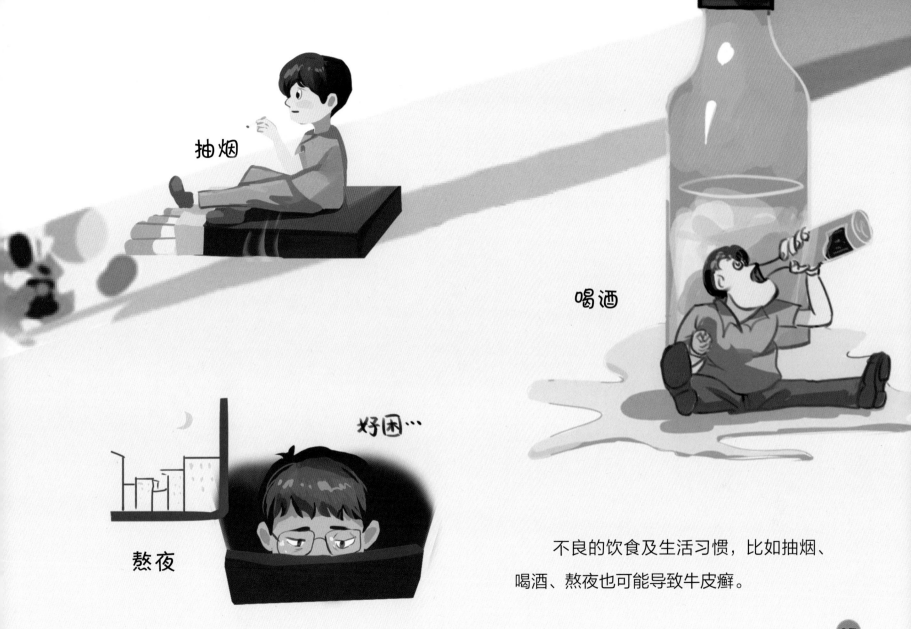

抽烟

喝酒

好困…

熬夜

不良的饮食及生活习惯，比如抽烟、喝酒、熬夜也可能导致牛皮癣。

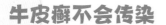

## 牛皮癣不会传染

我得了牛皮癣，很担心会传染给其他小朋友。

开心的是，医生告诉我，牛皮癣不会传染。

这下，我可以放心地和小伙伴们一起玩耍了。

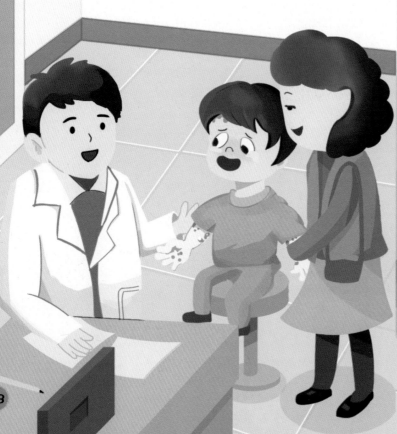

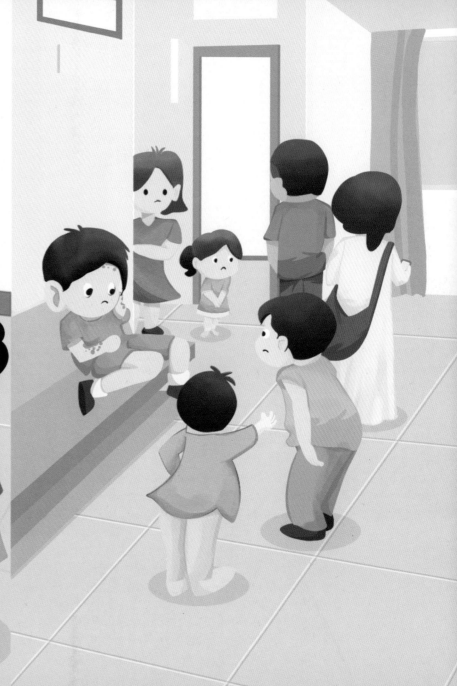

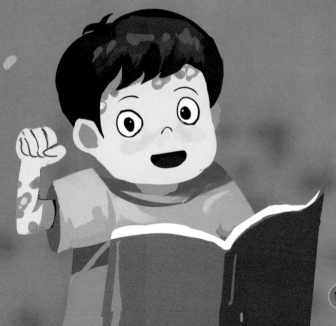

# 第四章
# 中医治疗牛皮癣有办法

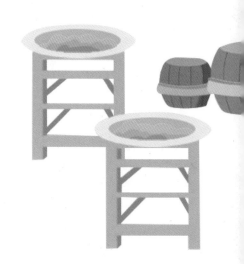

## 早在 400 多年前，中医就认识了牛皮癣

明代王肯堂的《证治准绳·疡医·诸肿》最早提及"白疕"一词，文中论述："遍身起如风疹疥丹之状，其色白不痛，但瘙痒，抓之起白疕，名曰蛇虱。"

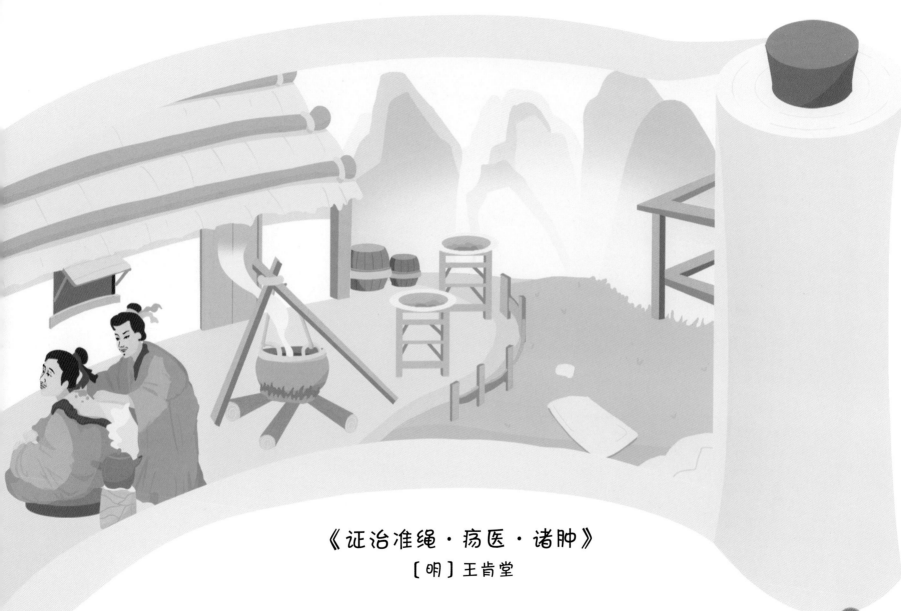

《证治准绳·疡医·诸肿》

〔明〕王肯堂

"白疕"作为独立的病名出现，首见于清代祁坤的《外科大成》："白疕：肤如疹疥，色白而痒，搔起白疕，俗呼蛇风。"

《外科大成》

〔清〕祁坤

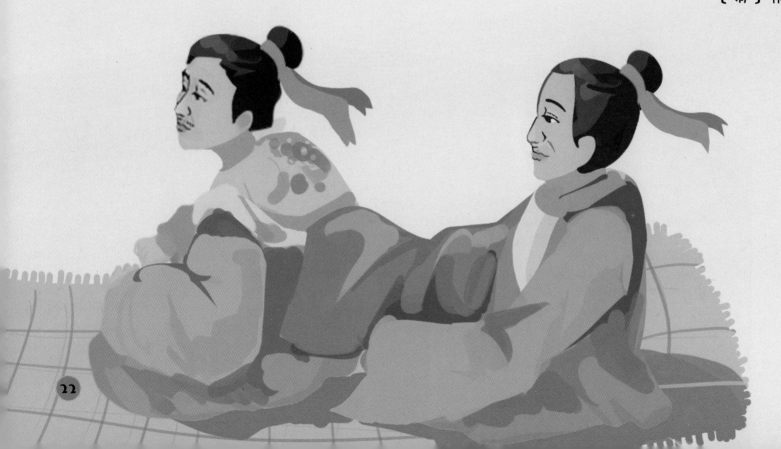

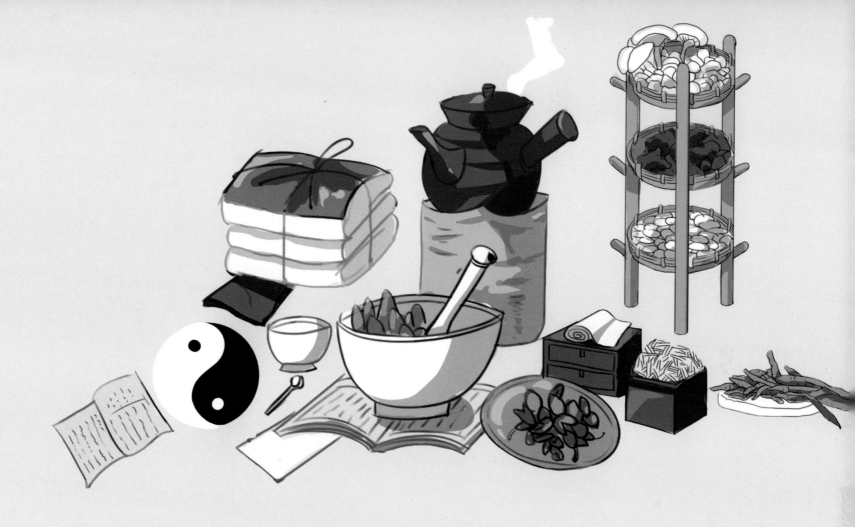

## 中医都有哪些办法治疗牛皮癣呢？

中医治疗牛皮癣可以通过辨证论治，根据每个人身体条件的不同而调整用药。

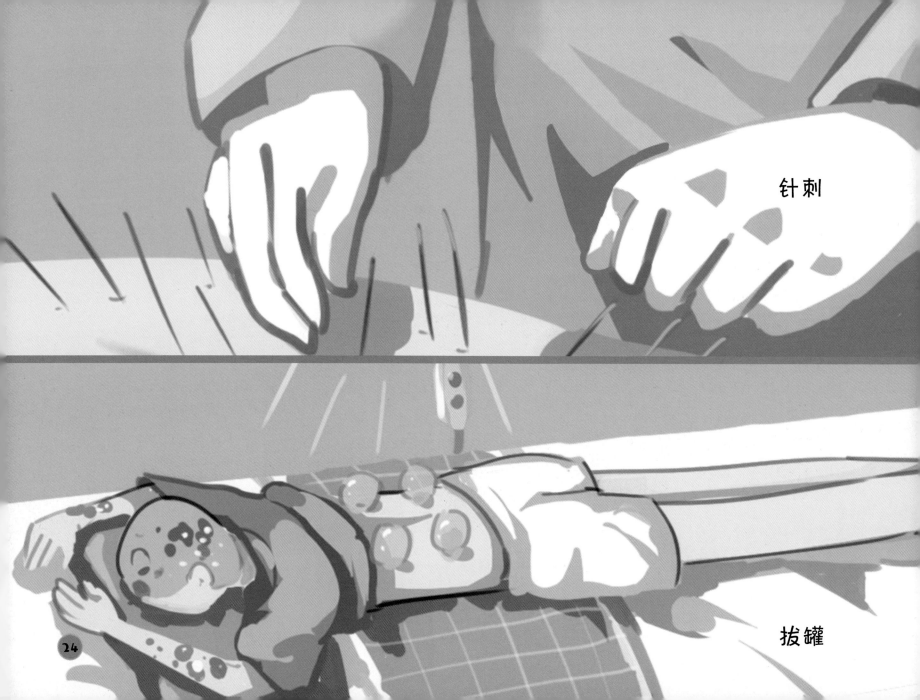

中医还可以采用针刺、艾灸、拔罐等方法治疗牛皮癣。

艾灸

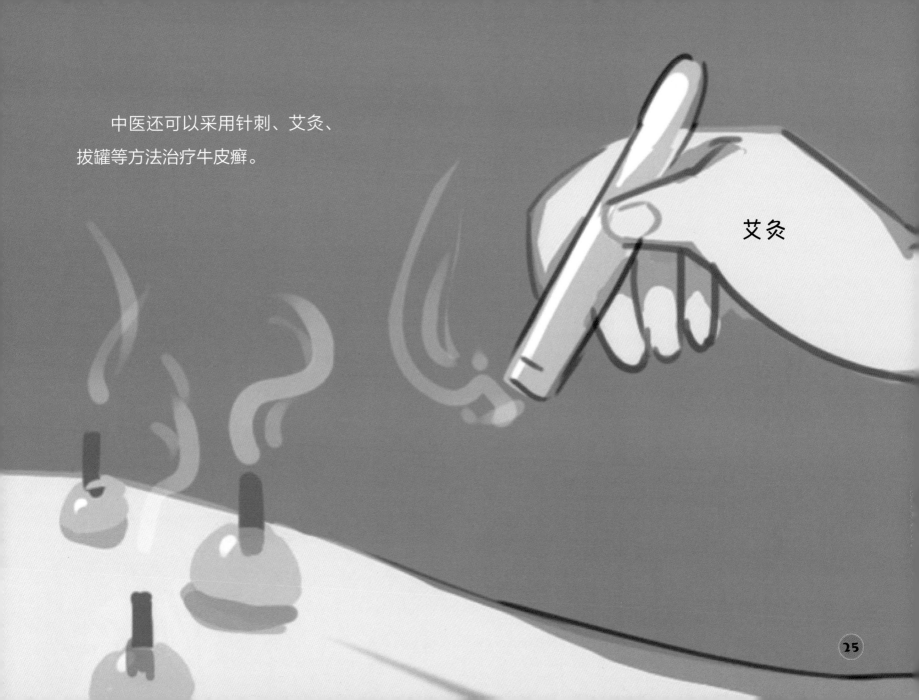

中药洋金花是茄科植物白花曼陀罗（*Datura metal* L.）的干燥花。

更神奇的是，中医还可以通过洋金花睡眠疗法治疗牛皮癣[1]。

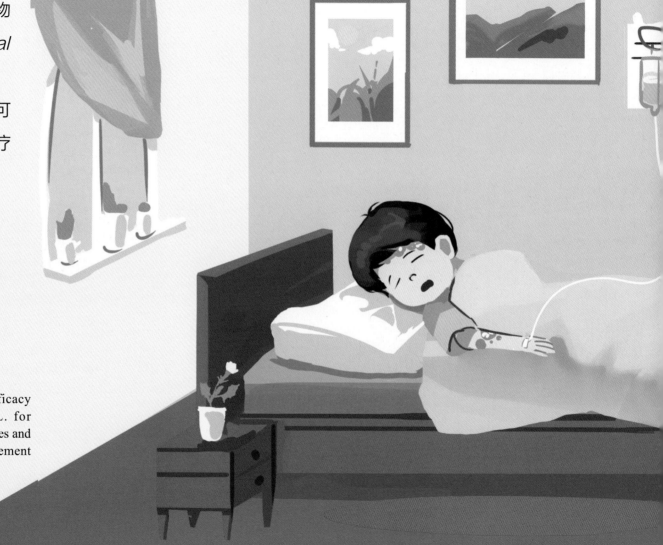

[1] Sang X, Bi H, Si X, et al. Efficacy of extracts from *Datura Metel* L. for Psoriasis: a meta-analysis of case series and single-arm studies [J]. BMC Complement Med Ther, 2023, 23（1）: 320.

这是在 20 世纪 60 年代，由一名叫刘刚的外科医生偶然间发现的。

他在一例重度银屑病患者的股骨头切除手术中，采用洋金花注射液作为麻醉剂，术后意外发现，患者的银屑病被成功治愈。

此后这种治疗银屑病的方法，被发展为洋金花睡眠疗法，治愈了很多银屑病患者。

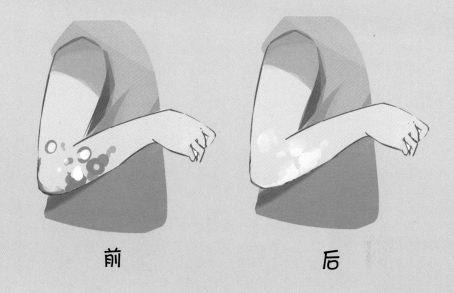

前　　　　　　后

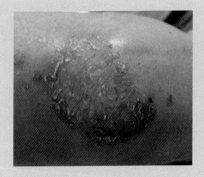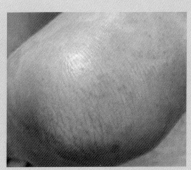

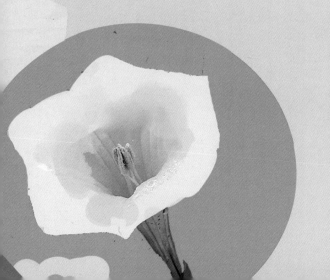

27

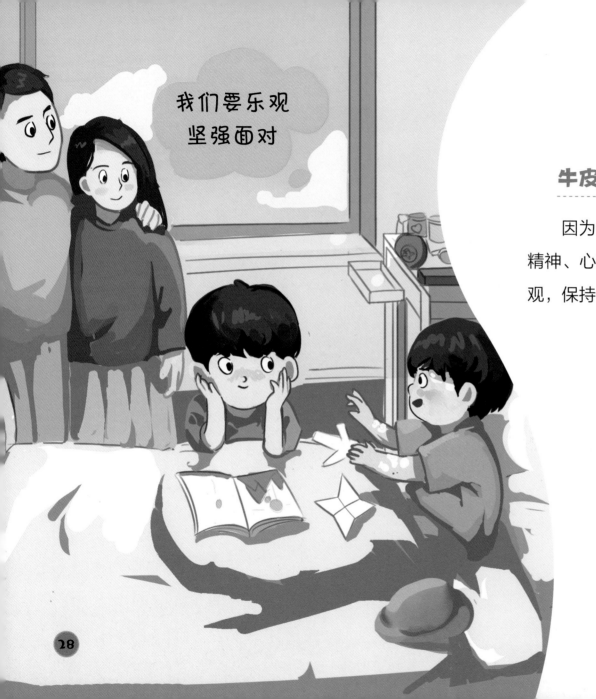

## 牛皮癣治疗的注意事项

因为牛皮癣最重要的发病原因是精神、心理因素，所以我们要坚强乐观，保持一个良好的心态。

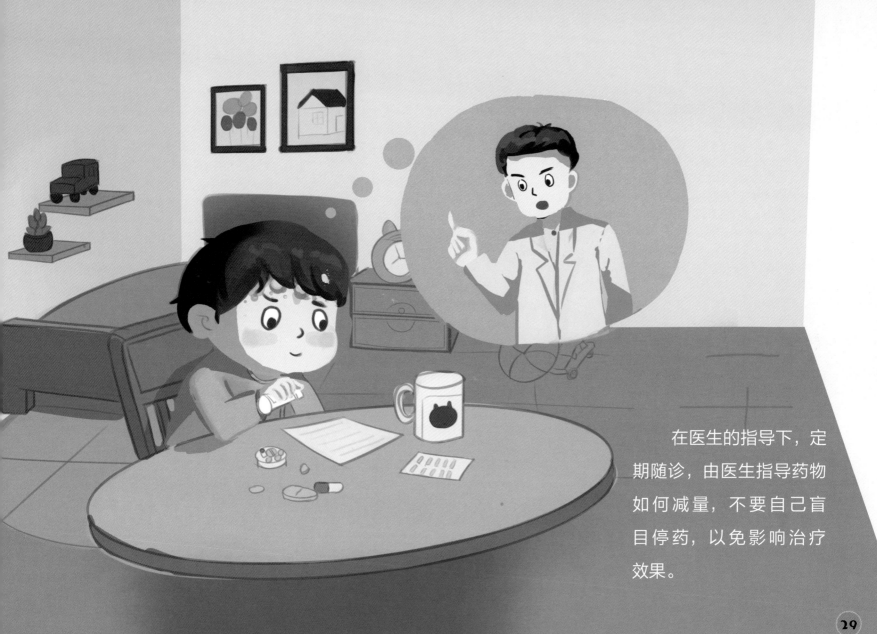

在医生的指导下，定
期随诊，由医生指导药物
如何减量，不要自己盲
目停药，以免影响治疗
效果。

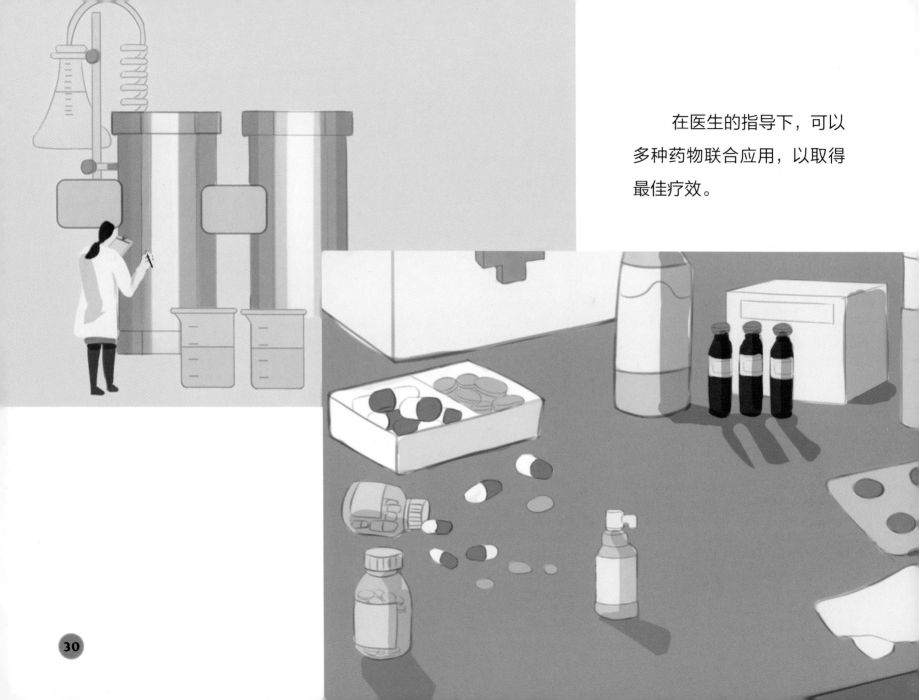

在医生的指导下，可以多种药物联合应用，以取得最佳疗效。

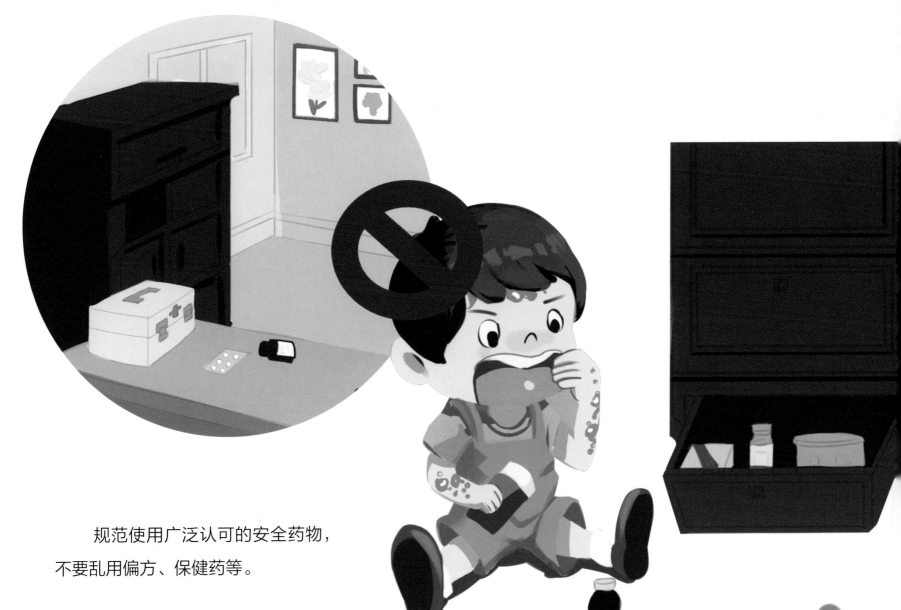

规范使用广泛认可的安全药物，
不要乱用偏方、保健药等。

# 第五章
# 牛皮癣也能变得肤如雪

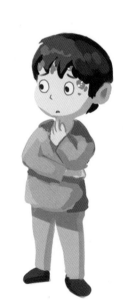

早发现
早治疗
早养护
防复发

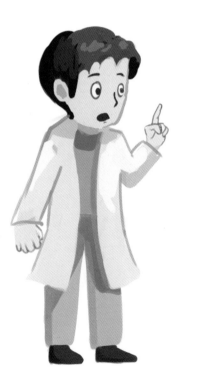

## 保持好心态，养成好习惯

牛皮癣不仅要早发现、早治疗，还要早养护。这样治疗效果才好，也不容易复发。

我已经开始注意自己的生活习惯、保持良好的心态，同时保护皮肤，不让它再受到刺激和受伤了。

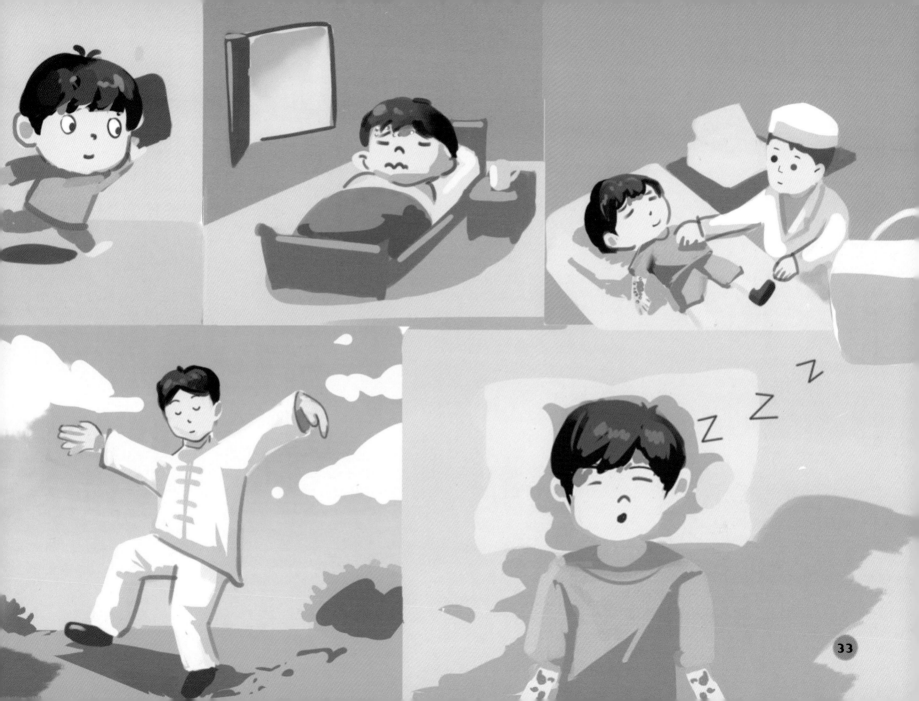

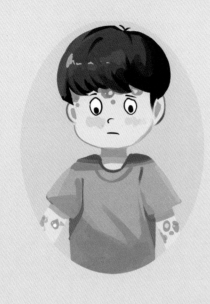

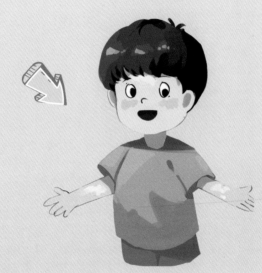

## 我的皮肤正常啦

经过治疗，原先的皮损部分慢慢长出了新的皮肤。

起初，新的皮肤颜色比周围皮肤浅一些。

后来，经过时间、光照的沉淀，这部分新长出来的皮肤就和正常的皮肤一样，肤若凝脂，娇白如雪啦！

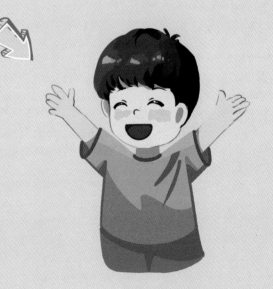

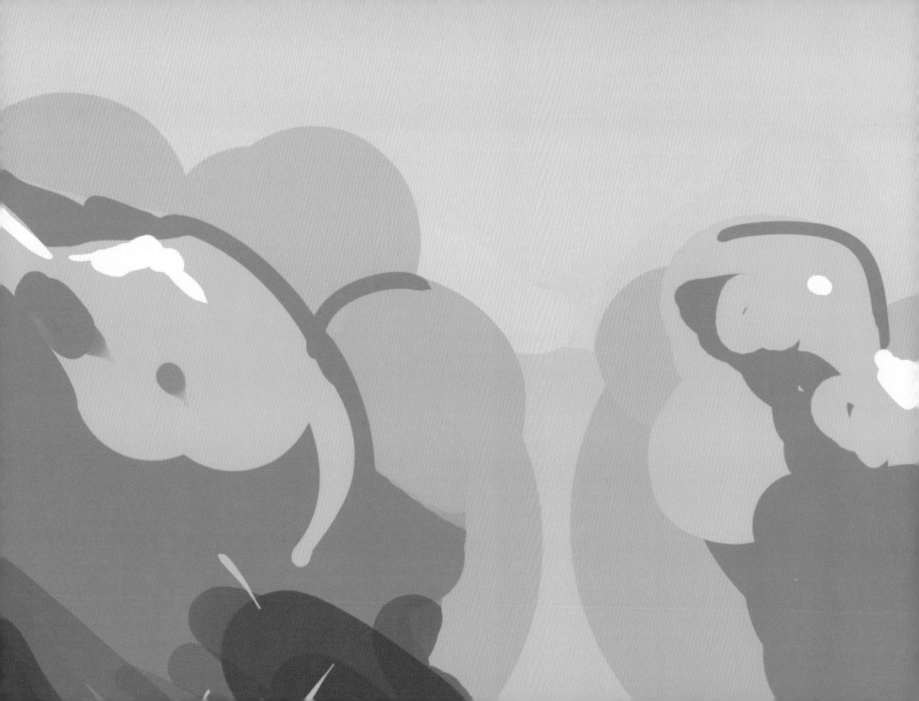

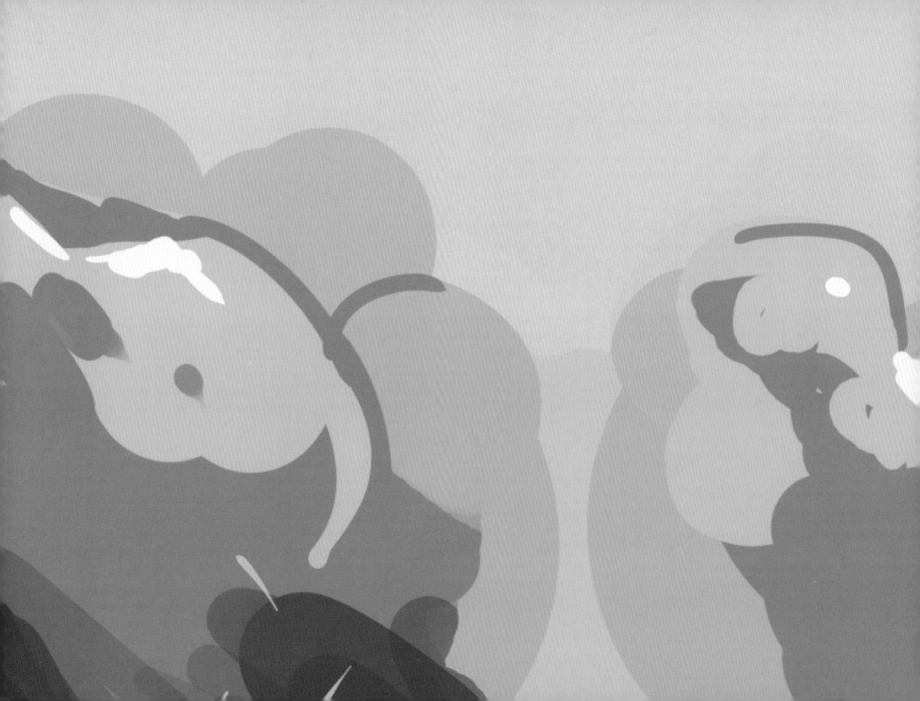